前　言

　　本《指南》由中国药膳研究会提出。

　　本《指南》由中国药膳研究会归口。

　　本《指南》起草单位：中国药膳研究会，中国中医科学院，中国中医科学院西苑医院，中国中医科学院眼科医院，北京天下一家餐饮管理有限公司，北京回民医院。

　　本《指南》主要起草人：焦明耀、王志强（莲子荷叶蒸湖鸭、天麻尜鱼片），罗增刚、荆志伟（百冬灌藕），张晋、韦云（板栗烧鸡块），刘征堂（葛粉羹），刘方（山药汤），温艳东、郭明冬（白胡椒炖猪肚、神仙鸭），杨宇飞、刘为易、廖娟（健脾益气粥、滋养胃阴粥），魏子孝（当归生姜羊肉汤），张燕（加味甘麦大枣羹），卫兰香（清爽茶），李静、张丽霞（九月肉片、银杞明目汤），张力新、单守庆、张勇、李利荣（黄芪羊脖粥、牛肉炖海带）。

引　言

　　《常用特色药膳技术指南（第一批）》是对中医药膳的配方、制作、适用人群的规范性文件，具有较强的科学性、先进性和适用性。《常用特色药膳技术指南（第一批）》适应民众对中医药膳产品的健康需求，适应中医"治未病"学术发展的需要，为促进中医预防、调理、保健、养生的标准化、规范化建设工作，具有重要的现实意义。

　　《常用特色药膳技术指南（第一批）》收录了17个品种，包括莲子荷叶蒸湖鸭、天麻鲶鱼片、百冬灌藕、板栗烧鸡块、葛粉羹、山药汤、白胡椒炖猪肚、神仙鸭、健脾益气粥、滋养胃阴粥、当归生姜羊肉汤、加味甘麦大枣羹、清爽茶、九月肉片、银杞明目汤、黄芪羊脖粥、牛肉炖海带。本《指南》为第一批《常用特色药膳技术指南》，今后将继续开展相关品种指南的制订。

　　《常用特色药膳技术指南（第一批）》除清爽茶的配方剂量为1人份外，其他药膳品种的配方剂量均为10人份。

　　在《常用特色药膳技术指南（第一批）》编写过程中，得到了桑滨生、张为佳、毛树松、朱邦贤、翁维健、张瑞祥、赵国新、高学敏、沙凤桐、周文泉、张文高、王冠英、高思华、王北婴、王桂华、王益谊、王文汉、白庆华、冯志伟、刘玲、杜慧真、何晓丽、张慧、高普、魏子孝、侯玉瑞、杨锐、李浩、罗增刚、侯卫伟、李钟军、焦明耀、祖绍先、胡桃生、韩玉兰、张建青等专家的指导和审定，在此表示感谢！

莲子荷叶蒸湖鸭

1 范围

本《指南》提出了莲子荷叶蒸湖鸭的配方、制作、功效、适用及禁忌人群。

本《指南》适用于莲子荷叶蒸湖鸭的制作和使用。

2 规范性引用文件

下列文件对于本《指南》的应用是必不可少的。凡是注明日期的引用文件，仅所注日期的版本适用于本《指南》。凡是不注日期的引用文件，其最新版本（包括所有的修改单）适用于本《指南》。

GB/T 16751.2－1997 中医临床诊疗术语　证候部分。

3 术语和定义

下列术语和定义适用于本《指南》。

阴虚证：阴液不足，不能制阳。以潮热盗汗，午后颧红，五心烦热，口燥咽干，舌红少苔，脉细数等为常见症的证候。

［GB/T 16751.2－1997，定义3.6］

4 配方

4.1 药食两用材料

莲子（去心）15g。推荐产于湖南地区的道地药材。

鲜荷叶1张。全国大部分地区有产，取其新鲜者为佳。

4.2 食材

湖鸭鸭胸300g。推荐产于江苏、浙江、安徽等地区的道地药材。

4.3 辅料

干香菇25g。推荐产于河南、福建、浙江、安徽、湖南、湖北、江西、四川、广东、广西、海南、贵州、云南、陕西、甘肃等地区的道地药材。以河南、福建产的香菇、花菇质量较好。

4.4 调味品

盐、鸡粉、蚝油、花雕酒、香葱、姜、绵白糖、胡椒粉、香油、生粉各适量。

5 制作

莲子用清水浸泡20分钟，去心、蒸熟；鲜荷叶洗净，备用。

鸭胸切成3cm见方的块，加花雕酒、盐、味精、胡椒粉、绵白糖、蚝油、生粉、葱姜腌制入味。

干香菇温水泡发洗净，改刀成块，与腌制好的鸭肉、莲子拌匀，用鲜荷叶包裹封严，入蒸箱蒸40分钟，蒸至鸭肉软烂即可。

6 功效

清热养阴。

7 适用人群

适用于夏季中暑、口干、便干者，老人、儿童伴有失眠盗汗、腰膝酸软等阴虚症状者。亚健康或健康人群用作日常食养保健。

8 禁忌人群

素体虚寒、胃部冷痛、腹泻清稀、腹痛腹胀者慎食。

天麻氽鱼片

1 范围

本《指南》提出了天麻氽鱼片的配方、制作、功效、适用及禁忌人群。

本《指南》适用于天麻氽鱼片的制作和使用。

2 规范性引用文件

下列文件对于本《指南》的应用是必不可少的。凡是注明日期的引用文件，仅所注日期的版本适用于本《指南》。凡是不注日期的引用文件，其最新版本（包括所有的修改单）适用于本《指南》。

ZYYXH/T134－2008 中医内科常见病诊疗指南　阿尔茨海默病。

3 术语和定义

下列术语和定义适用于本《指南》。

老年性痴呆：又称阿尔茨海默病，是一种病因不明的中枢神经系统进行性变性疾病。本病起病缓慢隐袭，呈进行性加重，主要表现为获得性认知功能障碍综合征。其智能障碍包括记忆、语言、视空间功能不同程度受损，人格异常和认知能力降低，常伴行为和情感异常。病人日常生活、社交和工作能力明显减退。

4 配方

4.1 药食两用材料

天麻15g。推荐产于四川广元、陕西宁强、吉林浑江、湖北神农架等地区的道地药材。以质地坚硬、沉重，一端有红棕色干枯芽苞（鹦哥嘴），另一端有圆脐形瘢痕（圆盘底），断面明亮、无空心者为佳。

4.2 食材

鳜鱼1条，约400g。以扁形阔腹，大口细鳞，斑纹鲜明者为佳。

4.3 辅料

豆苗50g。以新鲜，颜色鲜明，质地柔软者为佳。

鸡蛋250g。以新鲜，家养柴鸡蛋为佳。

牛奶750g。以新鲜的纯牛奶为最佳。

4.4 调味品

盐、鸡粉、胡椒粉、生粉、花雕酒、葱、姜各适量。

5 制作

鳜鱼宰杀好，从背上入刀取下鱼肉，剔下鱼皮后，放水中浸泡洗净血水，片成大薄片，用葱、姜、花雕酒、盐腌渍入味。

鸡蛋去蛋黄留蛋清，加入生粉打成蛋清糊，放入腌好的鱼片抓匀。

天麻清水发透，切成薄片飞水。

锅内放入奶汤烧开后，放入天麻片煮10分钟，加盐、鸡粉、胡椒粉调好口味，放入浆好的鱼片，小火炖至鱼肉成熟后，撒入豆苗即可。

6 功效

息风定眩。

7 适用人群

适用于头晕头痛、高血压、中风后遗症及老年性痴呆的人群，症见肢体拘挛、手足麻木、腰腿酸痛者。亚健康或健康人群用作日常食养保健。

8 禁忌人群

儿童、孕妇禁用；热痹见关节肿痛如灼、痛处发热、窜痛者禁用；哮喘、咯血者慎用；寒湿盛者慎用。

———————————

百冬灌藕

1 范围

本《指南》提出了百冬灌藕的配方、制作、功效、适用及禁忌人群。

本《指南》适用于百冬灌藕的制作和使用。

2 规范性引用文件

下列文件对于本《指南》的应用是必不可少的。凡是注明日期的引用文件，仅所注日期的版本适用于本《指南》。凡是不注日期的引用文件，其最新版本（包括所有的修改单）适用于本《指南》。

GB/T 16751.2 – 1997 中医临床诊疗术语　证候部分。

3 术语和定义

下列术语和定义适用于本《指南》。

燥邪犯肺证：秋燥伤津，肺失宣降。以微有寒热，干咳无痰，或痰夹血丝，口渴，舌燥少津，脉浮等为常见症的证候。

［GB/T 16751.2 – 1997，定义7.29］

4 配方

4.1 药食两用材料

生百合60g。推荐产于湖南、浙江、江苏、陕西、四川、安徽、河南等地区的道地药材。

山药100g。推荐产于河南温县、武陟、沁阳、孟县等地区的道地药材。

白茯苓60g：推荐产于河北、河南、山东、安徽、浙江、福建、广东、广西、湖南、湖北、四川、贵州、云南、山西等地区的道地药材。

天冬60g：推荐产于贵州、四川、广西等地区的道地药材。

4.2 食材

鲜藕400g。外皮呈黄褐色，肉肥厚而白。如果发黑、有异味时，则不宜食用。

牛奶150g。以新鲜的纯牛奶为佳。

大枣50g。以有光泽，手握有弹性，有浓郁的枣香味，色泽均匀者佳。

4.3 辅料

蜂蜜20g。以半透明、带光泽、浓稠状，白色至淡黄色或橘黄色至黄褐色，久置或遇冷渐有白色颗粒状结晶析出，气芳香者为佳。

5 制作

5.1 烹制方法

将生百合、山药、天冬研烂，加蜂蜜再研磨极细，与白茯苓研末后调匀。

红枣煮熟去核做成枣泥，加入茯苓粉混合物，调入牛奶，令稀稠适中，灌入藕孔中，令孔皆满。将藕头堵住藕孔，再用竹签固定结实，上屉蒸熟即可。

5.2 特殊炮制及注意事项

煮藕时忌用铁器，以免引起食物发黑。

6 功效

健脾化痰，止咳平喘，补肾润肺。

7 适用人群

适用于咳嗽属于燥邪犯肺证，常表现为口干舌燥、喝水后仍不能缓解、鼻腔干燥易出血、咽痒咽痛、干咳少痰或痰中带血等。亚健康或健康人群用作日常食养保健。

8 禁忌人群

风寒咳嗽、虚寒性出血、脾胃不佳者忌食。

板栗烧鸡块

1 范围

本《指南》提出了板栗烧鸡块的配方、制作、功效、适用及禁忌人群。

本《指南》适用于板栗烧鸡块的制作和使用。

2 规范性引用文件

下列文件对于本《指南》的应用是必不可少的。凡是注明日期的引用文件，仅所注日期的版本适用于本《指南》。凡是不注日期的引用文件，其最新版本（包括所有的修改单）适用于本《指南》。

GB/T 16751.2 – 1997 中医临床诊疗术语 证候部分。

3 术语和定义

下列术语和定义适用于本《指南》。

3.1 脾肾两虚证

泛指脾肾两脏亏虚。以食少，腹胀，便溏，腰酸，腰痛，耳鸣等为常见症的证候。

［GB/T 16751.2 – 1997，定义 11.59］

3.2 食滞胃肠证

饮食停滞胃肠。以脘腹痞胀疼痛，厌食，嗳腐吞酸，或呕吐馊食，肠鸣矢气，泻下不爽，便臭如败卵，苔厚腻，脉滑或沉实等为常见症的证候。

［GB/T 16751.2 – 1997，定义 8.75］

3.3 阴虚火旺证

阴液亏虚，虚火亢旺。以心烦失眠，口燥咽干，盗汗遗精，两颧潮红，小便短黄，大便干结，或咳血、衄血，或舌体、口腔溃疡，舌红少津，脉细数等为常见症的证候。

［GB/T 16751.2 – 1997，定义 5.3.2］

4 配方

4.1 药食两用材料

白豆蔻 20g。推荐产于广东、广西、云南等地区的道地药材。

枸杞子 50g。推荐产于宁夏地区的道地药材。

4.2 食材

板栗 300g。以果肉淡黄、光滑、味道甘甜、芳香者为佳。

鸡一只（约 1200g）。鸡肉选用生长 1 年内的活鸡为佳。

4.3 辅料

葱白 9g，姜丝 9g，淀粉 15g。

4.4 调味品

胡椒粉 10g，盐少许（3～5g），绍酒 15g，酱油少许（10g）。

5 制作

5.1 烹制方法

将干净的鸡剔除粗骨，剁成长、宽约 3cm 的方块。板栗肉洗净滤干。葱切成斜段、姜切片备用。油倒入锅中烧六成热时，炸板栗上色，捞出备用。

锅中底油烧热后下葱、姜煸香，倒入鸡块炒干水气，烹绍酒，加清水、盐、酱油，小火煨至八成熟后，再放入炸过的板栗肉、枸杞子、肉豆蔻，煨至鸡块软烂，调入胡椒粉炒匀，勾芡即可。

5.2 特殊炮制及注意事项

栗子易烂，不可过早放入锅中，以免影响菜品美观。

6 功效

健脾补肾。医籍中有关"板栗烧鸡块"功效的记载参见"附录A"。

7 适用人群

适用于脾肾两虚证人群食用，症见食欲不振、气短、乏力、腰酸、怕冷者。亚健康或健康人群用作日常食养保健。

8 禁忌人群

食滞胃肠、阴虚火旺者少服，或慎服；大便溏泄者慎服；糖尿病患者忌服。

葛粉羹

1 范围

本《指南》提出了葛粉羹的配方、制作、功效、适用及禁忌人群。

本《指南》适用于葛粉羹的制作和使用。

2 规范性引用文件

下列文件对于本《指南》的应用是必不可少的。凡是注明日期的引用文件，仅所注日期的版本适用于本《指南》。凡是不注日期的引用文件，其最新版本（包括所有的修改单）适用于本《指南》。

GB/T 16751.2 – 1997 中医临床诊疗术语　证候部分。

ZYYXH/T67 – 2008 中医内科常见病诊疗指南·高血压病。

3 术语和定义

下列术语和定义适用于本《指南》。

3.1 高血压病

一种以体循环动脉压升高为主要特征的临床综合征，可分为原发性和继发性两大类。原因不明者，称之为原发性高血压病，又称高血压病；血压升高是某些疾病的一种临床表现，有明确而独立的病因，称为继发性高血压。

3.2 阴虚证

阴液不足，不能制阳。以潮热盗汗，午后颧红，五心烦热，口燥咽干，舌红少苔，脉细数等为常见症的证候。

[GB/T 16751.2 – 1997，定义3.6]

4 配方

4.1 药食两用材料

葛根粉250g。推荐产于安徽、湖北、陕西、重庆、河南等地区的道地药材。

菊花15g。推荐产于浙江、安徽、河南、四川等地区的道地药材。

淡豆豉150g。推荐产于广东省内罗定、阳江地区的道地药材。

生姜9g。推荐产于四川、贵州、浙江、山东等地区的道地药材。

4.2 食材

葱白丝9g。折断后有辛味之黏液，鳞茎圆柱形，先端稍肥大，鳞叶成层，上具白色纵纹，先端尖，绿色，具纵纹，叶鞘浅绿色为佳。

4.3 调味品

精盐6g。

5 制作

5.1 烹制方法

姜、淡豆豉、菊花放入清水中小火煮至20分钟，去渣取汁，大火烧沸，调入葛根粉加水调成的芡汁煮沸成熟，加盐调味，撒上葱丝即可。

5.2 特殊炮制及注意事项

忌用铁器，以免引起食物与铁离子发生反应。

6 功效

解肌生津，除烦。

7 适用人群

适用于高血压、糖尿病属于阴虚证，症见口干、口渴、心烦、头晕、失眠、口舌溃疡者。亚健康或健康人群用作日常食养保健。

8 禁忌人群

风寒、虚寒、脾胃不佳者忌食。

山药汤

1 范围

本《指南》提出了山药汤的配方、制作、功效、适用及禁忌人群。

本《指南》适用于山药汤的制作和使用。

2 规范性引用文件

下列文件对于本《指南》的应用是必不可少的。凡是注明日期的引用文件，仅所注日期的版本适用于本《指南》。凡是不注日期的引用文件，其最新版本（包括所有的修改单）适用于本《指南》。

GB/T 16751.2－1997 中医临床诊疗术语 证候部分。

3 术语和定义

下列术语和定义适用于本《指南》。

脾气亏虚证：气虚脾失健运。以食少，腹胀，大便溏薄，神疲，肢体倦怠，舌淡脉弱等为常见症的证候。

［GB/T 16751.2－1997，定义8.1］

4 配方

4.1 药食两用材料

山药480g。推荐产于河南温县、武陟、沁阳、孟县地区的道地药材。外形呈圆柱形，弯曲而稍扁，长15～30cm，直径1.5～6cm。体重，质坚实，不易折断，断面白色，粉性。无臭，味淡、微酸，嚼之发黏。

杏仁30g。推荐产于黑龙江、吉林、辽宁、内蒙古东部、山西、河北、陕西等地区的道地药材。外形呈扁心形，长1～1.9cm，宽0.2～1.5cm，厚0.5～0.7cm，表面黄棕色至深棕色，一端尖，另端钝圆、肥厚、左右不对称，尖端一侧线形种脐，回端合点处向上具多数深棕色的脉纹，种皮薄，子叶2枚，乳白色，富油性，水研磨有苦杏仁特有香气（苯甲醛香气），气味微苦。

4.2 食材

粟米750g。推荐产于甘肃、宁夏、内蒙古等地区的道地药材。以米粒较小，颜色金黄，有光泽者为佳。

4.3 辅料

酥油50g。推荐产于藏族高原地区，以牛乳提炼者为佳。

4.4 调料

白糖25g。

5 制作

山药洗净切片备用；粟米洗净，炒至干香，备用；杏仁浸泡1～2个小时后，晾干，炒熟去皮尖，切碎，备用。

将粟米、杏仁、山药加清水，煮沸至稍稠，再加白糖和酥油调匀即可。

6 功效

补虚益气，温中润肺。

7 适用人群

慢性胃炎、胃溃疡、慢性结肠炎属于脾气亏虚之人。症见食欲不振，面色萎黄，神疲倦怠，形体瘦弱；或有泄泻、时轻时重、时发时止，或大便稀溏，色淡无臭味，夹有不消化食物残渣，食后易泻，吃多后见腹胀、大便多者。亚健康或健康人群用作日常食养保健。

8 禁忌人群

有实邪者忌食。常表现为面红目赤，痰多气粗，脘腹痞满，痞块癥积，腹痛拒按，便秘溲赤等症。

_____

白胡椒炖猪肚

1 范围

本《指南》提出了白胡椒炖猪肚的配方、制作、功效、适用及禁忌人群。

本《指南》适用于白胡椒炖猪肚的制作和使用。

2 规范性引用文件

下列文件对于本《指南》的应用是必不可少的。凡是注明日期的引用文件，仅所注日期的版本适用于本《指南》。凡是不注日期的引用文件，其最新版本（包括所有的修改单）适用于本《指南》。

GB/T 16751.2－1997 中医临床诊疗术语 证候部分。

3 术语和定义

下列术语和定义适用于本《指南》。

3.1 脾胃虚寒证

脾胃阳气虚衰，失于温运。以腹胀食少，脘腹冷痛，喜温、喜按，畏冷肢凉，大便稀溏，舌淡苔白润，脉沉迟无力等为常见症的证候。

［GB/T 16751.2－1997，定义8.65］

3.2 胃火炽盛证

火热炽盛，壅滞于胃。以胃脘灼痛、喜冷，发热口渴，或口臭，牙龈肿痛，便结尿黄，舌红苔黄，脉数等为常见症的证候。

［GB/T 16751.2－1997，定义8.36］

4 配方

4.1 药食两用材料

白胡椒粒10g。推荐产于广东、广西、云南等地区的道地药材。表面灰白色或淡黄色，平滑，球形，气芳香，味辛辣。

4.2 食材

猪肚500g。有弹性，组织坚实，黏液较多，外表白色，略带浅黄。以内部无硬粒、硬块者良。

4.3 调味品

盐适量。

5 制作

将白胡椒粒在微火中煸炒至香味出，加水适量，再将猪肚切丝后放入砂锅内，文火炖1小时以上，至猪肚丝软烂，加盐调味即可。

6 功效

温中暖胃，行气止痛。

7 适用人群

适用于脾胃虚寒证，常表现为腹胀食少、腹痛而喜温喜按、口淡不渴、四肢发凉、大便稀溏、或四肢浮肿、怕冷喜暖、小便清长或不利等症。亚健康或健康人群用作日常食养保健。

8 禁忌人群

胃火炽盛者慎用。

神仙鸭

1 范围

本《指南》提出了神仙鸭的配方、制作、功效、适用及禁忌人群。

本《指南》适用于神仙鸭的制作和使用。

2 规范性引用文件

下列文件对于本《指南》的应用是必不可少的。凡是注明日期的引用文件，仅所注日期的版本适用于本《指南》。凡是不注日期的引用文件，其最新版本（包括所有的修改单）适用于本《指南》。

GB/T 16751.2－1997 中医临床诊疗术语 证候部分。

3 术语和定义

下列术语和定义适用于本《指南》。

脾胃气虚证：脾胃气虚，中焦失运。以食欲不振，脘腹痞胀，食后尤甚，大便溏薄，神疲，肢体倦怠，舌淡脉弱等为常见症的证候。

［GB/T 16751.2－1997，定义8.63］

4 配方

4.1 药食两用材料

人参3g。推荐产于吉林、辽宁等地区的道地药材。

白果49枚。推荐产于河南、山东、四川、广西等地区的道地药材。有小毒，忌生食。

莲子49枚。推荐产于湖南、福建、江苏、浙江等地区的道地药材。圆形或类圆形，浅黄色或红棕色，具绿色莲子心。

大枣49枚。推荐产于河北、河南、山东、四川等地区的道地药材。以皮色紫红，有光泽，果形均匀者良。

4.2 食材

鸭子750g。肉用型者良，如北京鸭、天府肉鸭等。

4.3 辅料

黄酒10g。浙江绍兴产者优；肝病、酒精过敏者忌用。

4.4 调味品

酱油10g。

5 制作

先在鸭皮上用竹签戳些小孔，再将黄酒和酱油调匀，涂在鸭子的表皮和腹内搓匀。

将大枣去核、白果去壳去心、莲子去皮去心后装在碗内，撒入人参粉调匀后填入鸭腹，再将鸭子上笼用武火蒸2.5~3个小时，至鸭肉熟烂即成。

6 功效

健脾补虚。

7 适用人群

适用于脾胃气虚证，常表现为食少、乏力、腹泻、腹胀等症。亚健康或健康人群用作日常食养保健。

8 禁忌人群

风热外感，症见发热、微恶寒、咳嗽、咳黄痰、咽喉疼痛者不宜食。

——————

健脾益气粥

1 范围

本《指南》提出了健脾益气粥的配方、制作、功效、适用及禁忌人群。

本《指南》适用于健脾益气粥的制作和使用。

2 规范性引用文件

下列文件对于本《指南》的应用是必不可少的。凡是注明日期的引用文件，仅所注日期的版本适用于本《指南》。凡是不注日期的引用文件，其最新版本（包括所有的修改单）适用于本《指南》。

GB/T 16751.2－1997 中医临床诊疗术语 证候部分。

3 术语和定义

下列术语和定义适用于本《指南》。

脾气亏虚证：气虚脾失健运。以食少，腹胀，大便溏薄，神疲，肢体倦怠，舌淡脉弱等为常见症的证候。

[GB/T 16751.2－1997，定义8.1]

4 配方

4.1 药食两用材料

生黄芪10g。推荐产于山西、内蒙古的道地药材。

党参10g。推荐产于东北及山西、甘肃的道地药材。

茯苓6g。推荐产于安徽、湖北、河南、云南的道地药材。

炒白术6g。推荐产于浙江、安徽的道地药材。

薏苡仁10g。推荐产于福建、河北、辽宁的道地药材。

4.2 食材

大米200g。以色泽清白或精白，色具光泽、基本透明者为佳。

大枣20g。以色具光泽，手握有弹性，有浓郁的枣香味，色泽均匀者为佳。

5 制作

5.1 烹制方法

将生黄芪、炒白术装入纱布包内，放入锅中，加3000mL清水浸泡40分钟备用；将党参、茯苓蒸软后切成颗粒状备用；将薏苡仁浸泡回软后，放入锅中煎30分钟备用。

大米、大枣放入浸泡药材包及薏苡仁煮后的锅中，大火煮开后改文火熬煮2小时，取出纱布包，加入党参、茯苓即可。

5.2 特殊炮制及注意事项

熬煮时，推荐使用紫砂容器。

6 功效

健脾益气。

7 适用人群

适用于脾气亏虚证的各类人群，常表现为平素痰多、倦怠无力、食少便溏，每因饮食失当引发，舌苔薄白、脉细缓等症。亚健康或健康人群用作日常食养保健。

8 禁忌人群

面赤气粗、痰壅肿胀、腹痛拒按、大便干结、小便短赤等一系列以实邪为主要症状的患者禁食；糖尿病患者禁食。

滋养胃阴粥

1 范围

本《指南》提出了滋养胃阴粥的配方、制作、功效、适用及禁忌人群。

本《指南》适用于滋养胃阴粥的制作和使用。

2 规范性引用文件

下列文件对于本《指南》的应用是必不可少的。凡是注明日期的引用文件，仅所注日期的版本适用于本《指南》。凡是不注日期的引用文件，其最新版本（包括所有的修改单）适用于本《指南》。

GB/T 16751.2 – 1997 中医临床诊疗术语 证候部分。

3 术语和定义

下列术语和定义适用于本《指南》。

胃阴亏虚证：阴液亏虚，胃失濡润、和降。以口燥咽干，饥不欲食，或胃脘嘈杂、痞胀，或胃脘隐隐灼痛，或干呕呃逆，便结，舌红少津，脉细数等为常见症的证候。

［GB/T 16751.2 – 1997，定义 8.33］

4 配方

4.1 药食两用材料

太子参 6g。推荐产于江苏、山东、安徽等地区的道地药材。

石斛 10g。推荐产于安徽、浙江等地区的道地药材。

麦冬 6g。推荐产于浙江、四川等地区的道地药材。

生地黄 10g。推荐产于河南的道地药材。

陈皮 3g。推荐产于广东的道地药材。

枸杞子 20g。推荐产于宁夏的道地药材。

4.2 食材

大米 200g。以色泽清白或精白，色具光泽、基本透明者为佳。

5 制作

5.1 烹制方法

太子参、麦冬、枸杞子洗净，水泡透备用。

将生地黄、石斛、陈皮装入纱布包内放入锅中，加入 3000mL 清水，浸泡 40 分钟。

大米、太子参、麦冬放入锅中，大火煮开后改文火熬煮，在大米煮至七成熟时放入枸杞子，熬煮2 小时，取出纱布包即可食用。

5.2 特殊炮制及注意事项

熬煮时，推荐使用紫砂容器。

6 功效

滋养胃阴。

7 适用人群

适用于胃阴亏虚证的各类人群，常表现为胃痛隐作、灼热不适、嘈杂似饥、食少口干、大便干燥、舌红少津、脉细数。亚健康或健康人群用作日常食养保健。

8 禁忌人群

头身困重、口淡不渴、痰多质稠、大便溏泄、小便不利等一系列湿浊内盛症状者禁食；糖尿病患者禁食。

当归生姜羊肉汤

1 范围

本《指南》提出了当归生姜羊肉汤的配方、制作、功效、适用及禁忌人群。

本《指南》适用于当归生姜羊肉汤的制作和使用。

2 规范性引用文件

下列文件对于本《指南》的应用是必不可少的。凡是注明日期的引用文件，仅所注日期的版本适用于本《指南》。凡是不注日期的引用文件，其最新版本（包括所有的修改单）适用于本《指南》。

GB/T 16751.2－1997 中医临床诊疗术语　证候部分。

3 术语和定义

下列术语和定义适用于本《指南》。

3.1 血虚证

血液亏虚，脏腑、经络、形体失养。以面色淡白或萎黄，唇舌爪甲色淡，头晕眼花，心悸多梦，手足发麻，妇女月经量少、色淡、衍期或经闭，脉细等为常见症的证候。

[GB/T 16751.2－1997，定义3.4]

3.2 阳虚证

阳气亏损，失却温煦推动，脏腑机能衰退，以畏寒肢冷，神疲乏力，气短，口淡不渴，或喜热饮，尿清便溏，或尿少浮肿，面白，舌淡胖，脉沉迟无力等为常见症的证候。

[GB/T 16751.2－1997，定义3.8]

4 配方

4.1 药食两用材料

当归30g。推荐产于甘肃、云南等地区的道地。头肥身大，尾须少，外皮金黄或偏棕色、肉质饱满、断面白色，药香浓郁、味甘者佳。

生姜60g。推荐产于四川、贵州、浙江、山东等地区的道地，以川、贵品质最佳。皮色金黄，水分适中，气味浓郁者佳

4.2 食材

羊肉750g。推荐产于甘肃、宁夏、内蒙古等地区的道地。以膻腥气味淡者佳。

4.3 辅料

葱30g。以根颈部粗、壮、长者为佳。

黄酒（绍兴酒、老酒、加饭酒、料酒、甜酒）50mL。浙江绍兴所产者最佳，其味芬芳醇厚。

4.4 调味品

盐15g。

5 制作

将羊肉切块、焯水备用；当归清水洗净，葱姜切片备用。

羊肉、葱、姜、黄酒、当归同放砂锅内，加开水适量，武火煮沸后改用文火煲1小时左右放盐调味即可。

6 功效

温中、补血、散寒。医籍中有关"当归生姜羊肉汤"功效的记载参见"附录B"。

7 适用人群

适用于血虚、阳虚体质人群，常表现为神倦乏力、头晕、心慌、怕冷等症。亚健康或健康人群用

作日常食养保健。

8 禁忌人群

合并有口干口苦、咽喉肿痛及大便干结等人群慎用。

———————————

加味甘麦大枣羹

1 范围

本《指南》提出了加味甘麦大枣羹的配方、制作、功效、适用及禁忌人群。

本《指南》适用于加味甘麦大枣羹的制作和使用。

2 规范性引用文件

下列文件对于本《指南》的应用是必不可少的。凡是注明日期的引用文件，仅所注日期的版本适用于本《指南》。凡是不注日期的引用文件，其最新版本（包括所有的修改单）适用于本《指南》。

GB/T 16751.2–1997 中医临床诊疗术语 证候部分。

3 术语和定义

下列术语和定义适用于本《指南》。

湿热证：湿热互结，热不得越，湿不得泄。以身热不扬，口渴不欲多饮，大便泄泻，小便短黄，舌红苔黄腻，脉滑数等为常见症的证候。

［GB/T 16751.2–1997，定义4.4.2］

4 配方

4.1 药食两用材料

大枣（去核）60g。推荐产于河北、河南、山东、四川、贵州等地区的道地药材。表面暗红色，略带光泽，外皮薄，中果皮肉松软，如海绵状，黄棕色，果核妨垂形，坚硬，两端尖锐。气微弱，味香甜。以色红，肉厚、饱满，核小，味甜者为佳。

百合100g。推荐产于湖南、浙江、江苏、陕西、四川、安徽、河南等地区的道地药材。质坚硬而稍脆，光滑细腻，以瓣匀、肉厚、色黄白、质坚、筋少者为佳。气微，味苦。有家种与野生之分，家种的鳞片阔而薄，味不甚苦；野生的鳞片小而厚，味较苦。

甘草10g。推荐产于内蒙古、甘肃等地区的道地药材。带皮甘草外皮松紧不等，呈红棕色、棕色或灰棕色，质坚实而重，微具特异的香气，味甜而特殊。粉草外表平坦，淡黄色，纤维性，有纵裂纹。

4.2 食材

鸡子（鸡蛋）10个。全国各地均有出产。外壳光泽且挂有白霜者是新鲜鸡蛋。

淮小麦500g。主产于山东、河南、河北、江苏、安徽等大部分地区。以颗粒饱满，颜色透亮，味佳微甜，无异味为佳。

5 制作

将甘草洗净，煎取汁液备用；小麦洗净，大枣洗净后切成小块，百合洗净后切碎，鸡蛋破壳入碗打匀备用。

将甘草汁煮沸加入小麦、大枣及百合同煮约30分钟，倒入鸡蛋液，煮沸搅匀即可。

6 功效

补气，养血，安神。医籍中"加味甘麦大枣羹"的记载参见"附录C"。

7 适用人群

适用于存在精神疾患的各类人群，常表现为烦躁易怒、焦虑、乏力、失眠等症。亚健康或健康人群用作日常食养保健。

8 禁忌人群

体内有湿热之邪的人群慎用，可表现为四肢困倦、乏力懒言、口干口苦、大便黏滞不畅等症。

清爽茶

1 范围

本《指南》提出了清爽茶的配方、制作、功效、适用及禁忌人群。

本《指南》适用于清爽茶的制作和使用。

2 规范性引用文件

下列文件对于本《指南》的应用是必不可少的。凡是注明日期的引用文件，仅所注日期的版本适用于本《指南》。凡是不注日期的引用文件，其最新版本（包括所有的修改单）适用于本《指南》。

GB/T 16751.2－1997 中医临床诊疗术语 证候部分。

3 术语和定义

下列术语和定义适用于本《指南》。

脾气虚证：气虚脾失健运。以食少，腹胀，大便溏薄，神疲，肢体倦怠，舌淡脉弱等为常见症的证候。

［GB/T 16751.2－1997，定义8.1］

4 配方

4.1 药食两用材料

荷叶干者3g，鲜者10g。推荐产于湖南、福建、江苏、浙江等地区的道地药材。夏、秋二季采收为鲜品；晒至七八成干时，除去叶柄，折成半圆形或折扇形的干燥成品，称作干品。

生山楂5g。推荐产于河南、山东、河北等地区的道地药材。秋季果实成熟时采收，切片，干燥。

4.2 食材

普洱茶2g。推荐云南普洱茶。以公认普洱茶区的云南大叶种晒青毛茶为原料，经发酵加工成散茶和紧压茶。外形色泽褐红，内质汤色红浓明亮，香气独特陈香，滋味醇厚回甘，叶底褐红。有生茶和熟茶之分，生茶自然发酵，熟茶人工催熟。

5 制作

5.1 烹制方法

将荷叶洗净，切成细丝；生山楂洗净切丝备用。

将荷叶丝、生山楂丝、普洱茶放入茶壶中，少量沸水冲入，摇晃数次，迅速倒掉沸水，以洗茶。

将90℃～100℃沸水冲入壶中，盖上盖子，浸泡10分钟后即可饮用。待茶水将尽，再冲入沸水浸泡续饮。

5.2 特殊炮制及注意事项

最好用紫砂带盖容器冲泡。

此茶可服用1个月以上。如果有效，可持续服用2～3个月或更长时间。

6 功效

清热、活血、降浊、消脂。医籍中有关"清爽茶"的记载参见"附录D"。

7 适用人群

适用于超重或肥胖人群。表现为肥胖、高血脂、脂肪肝等，症见肥胖、脘腹胀满、便秘、轻度水肿等脾虚痰湿者。无病者，不定时食用，能健身益寿。

8 禁忌人群

脾胃虚而无积滞者、便溏者不宜饮用，孕妇慎饮。

九月肉片

1 范围

本《指南》提出了九月肉片的配方、制作、功效、适用及禁忌人群。

本《指南》适用于九月肉片的制作和使用。

2 规范性引用文件

下列文件对于本《指南》的应用是必不可少的。凡是注明日期的引用文件，仅所注日期的版本适用于本《指南》。凡是不注日期的引用文件，其最新版本（包括所有的修改单）适用于本《指南》。

GB/T 16751.2-1997 中医临床诊疗术语 证候部分。

3 术语和定义

下列术语和定义适用于本《指南》。

3.1 肝风内动证

泛指因风阳、火热、阴血亏虚等所致。以四肢抽搐，眩晕，震颤等为常见症的证候。

[GB/T 16751.2-1997，定义9.32]

3.2 肝阴虚动风证

肝阴亏损，虚风内动。以肢体抽搐或震颤，手足蠕动，潮热颧红，五心烦热，体瘦，口干，舌红少苔少津，脉细数等为常见症的证候。

[GB/T 16751.2-1997，定义9.32.3]

3.3 脾胃虚寒证

脾胃阳气虚衰，失于温运。以腹胀食少，脘腹冷痛喜温、喜按，畏冷肢凉，大便稀溏，舌淡苔白润，脉沉迟无力等为常见症的证候。

[GB/T 16751.2-1997，定义8.65]

3.4 阳虚证

阳气亏损，失却温煦推动，脏腑机能衰退。以畏寒肢冷，神疲乏力，气短，口淡不渴，或喜热饮，尿清便溏，或尿少浮肿，面白，舌淡胖，脉沉迟无力等为常见症的证候。

[GB/T 16751.2-1997，定义3.8]

4 配方

4.1 药食两用材料

菊花100g。推荐产于河南、安徽、浙江等地区的道地药材。以花朵完整、颜色鲜艳、气清香、无杂质的新鲜白菊花为佳。

石斛20g。推荐产于四川、安徽、浙江等地区的道地药材。干石斛以色金黄、有光泽、质柔韧者为佳。鲜石斛以色黄绿、肥满多汁、嚼之发黏者为佳。

4.2 食材

瘦猪肉300g。好的猪肉颜色呈淡红或者鲜红，不安全的猪肉颜色往往是深红色或者紫红色。猪脂肪层厚度适宜且呈洁白色，没有黄膘色。

鸡蛋3个。一般以红、茶色居多。外壳有一层白霜粉末，手擦时不很光滑，外形完整的鲜蛋佳。

4.3 辅料

鸡汤300mL。以新鲜老母鸡汤为佳。

姜15g。姜块完整，丰满，结实，无损伤；辣味强，无姜腐病；不带枯苗和泥土；无焦皮，不皱缩；无黑心、糠心现象，不烂芽。

葱 15g。以颜色鲜绿，质地清脆的葱叶为佳。

湿淀粉 10g。以新鲜均匀调制的湿淀粉为佳。

麻油 50g。以淡黄色或棕黄色的澄明液体，气微或带有熟芝麻香气者为佳。

4.4 调味品

食用油 500g。

食盐 3g。以色白、纯净、无杂质者为佳。

白砂糖 3g。结晶颗粒大小整齐，松散干燥，晶面明亮，无碎末、结块现象者佳。

绍酒 20g。色泽橙黄，清亮透明，醇香浓郁，滋味醇厚爽口，口感柔和协调者佳。

胡椒粉 2g。黑胡椒粉、白胡椒粉均可。黑胡椒粉末暗灰色，白胡椒粉末黄白色，以气芳香、味辛辣者为佳。

5 制作

将瘦猪肉去皮、筋后，切成薄片；菊花瓣用清水轻轻洗净，用凉水漂上；姜、葱洗净后切成指甲片；鸡蛋去黄留清备用。

肉片用蛋清、食盐、绍酒、胡椒粉、湿淀粉调匀浆好。用食盐、白砂糖、鸡汤、胡椒粉、湿淀粉、芝麻油勾兑成调料汁。

炒锅置武火上烧热，放入食用油 500g，待油 5 成热时投入肉片，滑撒后倒入漏勺沥油。锅中留底油烧热，下姜、葱炒香，放入肉片，烹绍酒，倒入芡汁，撒入菊花瓣炒匀即可。

6 功效

清热，滋阴，明目，祛风，平肝，养血。

7 适用人群

适用于视疲劳属肝风内动证，常表现为头昏头痛、眼花干涩、易急躁等症。对肝阴虚动风型慢性青光眼患者有一定养护作用，患者常表现为头痛眩晕、眼胀、口干等症。亦可作为肝风内动型或肝阴虚动风型高血压、冠心病患者之膳食。肝火旺盛或阴虚体质中老年人最为适宜。亚健康或健康人群用作日常食养保健。

8 禁忌人群

脾胃虚寒者慎食；阳虚或头痛恶寒者禁食。

银杞明目汤

1 范围

本《指南》提出了银杞明目汤的配方、制作、功效、适用及禁忌人群。

本《指南》适用于银杞明目汤的制作和使用。

2 规范性引用文件

下列文件对于本《指南》的应用是必不可少的。凡是注明日期的引用文件，仅所注日期的版本适用于本《指南》。凡是不注日期的引用文件，其最新版本（包括所有的修改单）适用于本《指南》。

GB/T 16751.2－1997 中医临床诊疗术语 证候部分。

3 术语和定义

下列术语和定义适用于本《指南》。

3.1 阴血亏虚证

阴液精血亏虚，形体失养。以形体消瘦，面色萎黄，低热颧红，肢体麻木，头晕目眩，心悸失眠，舌红苔少，脉细数等为常见症的证候。

［GB/T 16751.2－1997，定义3.13］

3.2 肝火旺盛证

火热炽盛，内扰于肝。以胁肋灼痛，口苦口干，或呕吐苦水，急躁易怒，失眠多梦，面红目赤，便秘尿黄，舌红苔黄，脉弦数等为常见症的证候。

［GB/T 16751.2－1997，定义9.21］

4 配方

4.1 药食两用材料

银耳15g。推荐产于四川地区的道地药材；以实体纯白至乳白色，柔软洁白，半透明，富有弹性者为佳。

枸杞子15g。推荐产于宁夏地区的道地药材；以果皮柔韧，皱缩；果肉厚，柔润而有黏性，气微，味甜、微酸者为佳。

茉莉花24朵。以朵大、色黄白、气香浓者为佳。

4.2 食材

鸡肝100g。以色紫红、质细嫩者为佳。

4.3 辅料

水豆粉3g。以新鲜豆粉均匀勾芡为佳。

4.4 调味品

料酒3g。新鲜正牌料酒均可。

姜汁3g。以鲜姜用刀削去外皮，切为细丝，剁成末，放入干净的容器中，加醋调匀为佳。

食盐3g。以色白、纯净、无杂质者为佳。

5 制作

将鸡肝洗净，切成薄片焯水备用；银耳洗净，撕成小片，用清水浸泡焯水备用；茉莉花择去花蒂，洗净，淡盐水浸泡15分钟备用；枸杞子洗净待用。

将锅置火上，放入清汤，加入料酒、姜汁、食盐，随即下银耳、鸡肝、枸杞子烧沸，撇去浮沫，待鸡肝刚熟，装入碗内，将茉莉花撒入碗中即可。

6 功效

补肝益肾，滋阴明目。

7 适用人群

适用于阴血亏虚所致视疲劳或老视。常表现为：①视疲劳：久视近物后，出现视物模糊、眼胀痛、干涩，兼见头晕目眩、耳鸣、腰膝酸软；②老视：出现阅读等近距离工作困难，视物模糊，一般开始发生在 40~50 岁者。亚健康或健康人群用作日常食养保健。

8 禁忌人群

肝火旺盛者慎食；风寒咳嗽者及湿热酿痰致咳者，外邪实热、脾虚有湿及泄泻者禁食。

黄芪羊脖粥

1 范围

本《指南》提出了黄芪羊脖粥的配方、制作、功效、适用及禁忌人群。

本《指南》适用于黄芪羊脖粥的制作和使用。

2 规范性引用文件

下列文件对于本《指南》的应用是必不可少的。凡是注明日期的引用文件，仅所注日期的版本适用于本《指南》。凡是不注日期的引用文件，其最新版本（包括所有的修改单）适用于本《指南》。

GB/T 16751.2 – 1997 中医临床诊疗术语 证候部分。

3 术语和定义

下列术语和定义适用于本《指南》。

3.1 气虚证

元气不足，脏腑机能衰退。以气短乏力，神疲懒言，自汗，舌淡，脉虚等为常见症的证候。

[GB/T 16751.2 – 1997，定义 3.1]

3.2 血虚证

血液亏虚，脏腑、经络、形体失养。以面色淡白或萎黄，唇舌爪甲色淡，头晕眼花，心悸多梦，手足发麻，妇女月经量少、色淡、衍期或经闭，脉细等为常见症的证候。

[GB/T 16751.2 – 1997，定义 3.4]

3.3 脾肾亏虚证

泛指脾肾两脏亏虚。以食少，腹胀，便溏，腰酸，腰痛，耳鸣等为常见症的证候。

[GB/T 16751.2 – 1997，定义 11.59]

4 配方

4.1 药食两用材料

黄芪 15g。全国各地均有栽培，推荐产于山西地区的道地药材。以坚实、色黄、绵软者为佳。

4.2 食材

羊脖 1200g。常用于温补滋养，以膻腥气味淡者为佳。

粳米 100g。以色泽呈清白或精白，色具光泽、基本透明者为佳。

大麦 200g。颗粒饱满者佳。

4.3 辅料

陈皮 5g。全国各地均有出产，推荐产于广东地区的道地药材。以色红、日久、气味辛香者为佳。

草果 5g。推荐产于云南、广西、贵州等地区的道地药材。以个大、气味辛香者为佳。

小茴香 2g。以颗粒均匀、质地饱满、色泽黄绿、芳香浓郁、无柄梗者为佳品。

民间有关"黄芪羊脖粥"的配方来源及使用风俗参见"附录 E"。

5 制作

将黄芪、大麦清水泡透备用。

羊脖洗净焯水，放入黄芪、葱、姜、蒜、陈皮、草果、小茴香，加清水，待羊脖肉炖至软烂后取出，放入大麦熬 30 分钟后，再放入粳米熬煮成粥，最后放入羊脖肉煮 5 分钟，调适量盐即可。

6 功效

益气养血，健脾温肾。

7 适用人群

适用于气血虚弱、脾肾亏虚证的人群，常表现为头晕耳鸣、心慌气短、疲乏无力、腰酸腿软、失眠多梦等症。亚健康或健康人群用作日常食养保健。

8 禁忌人群

实证上火及感冒者忌食；夏季慎食。

牛肉炖海带

1 范围

本《指南》提出了牛肉炖海带的配方、制作、功效、适用及禁忌人群。

本《指南》适用于牛肉炖海带的制作和使用。

2 规范性引用文件

下列文件对于本《指南》的应用是必不可少的。凡是注明日期的引用文件，仅所注日期的版本适用于本《指南》。凡是不注日期的引用文件，其最新版本（包括所有的修改单）适用于本《指南》。

GB/T 16751.2－1997 中医临床诊疗术语 证候部分。

3 术语和定义

下列术语和定义适用于本《指南》。

脾气亏虚证：气虚脾失健运。以食少，腹胀，大便溏薄，神疲，肢体倦怠，舌淡脉弱等为常见症的证候。

［GB/T 16751.2－1997，定义 8.1］

4 配方

4.1 药食两用材料

海带 500g。全国各地均有栽培，以边缘整齐、质厚、无杂质者为佳。

4.2 食材

黄牛肉 1000g。全国各地均产，以牛腰板肉肥瘦相间者佳。

4.3 辅料

陈皮 2g。全国各地均有出产，推荐产于广东地区的道地药材。以色红、日久、气味辛香者为佳。

草果 1g。推荐产于云南、广西、贵州等地区的道地药材。以个大、气味辛香者为佳。

小茴香 2g。以颗粒均匀、质地饱满、色泽黄绿、芳香浓郁、无柄梗者为佳品。

花椒 2g。推荐产于陕西地区的道地药材。以鲜红、光艳、皮细、均匀、无杂质者为佳。

八角茴香 6g。推荐产于广西地区的道地药材。以个大、色红、油多、香浓者为佳。

肉豆蔻 2g。推荐产于马来西亚、印度尼西亚、巴西等地区的道地药材。以个大、体重、坚实、香浓者为佳。

丁香 0.5g。推荐产于广东地区的道地药材。以个大、粗壮、鲜紫棕色、香气强烈、油多者佳。

肉桂 2g。推荐产于广西地区的道地药材。以外表细致、皮厚体重、不破碎、油性大、香气浓者为佳。

4.4 调味品

葱 130g，生姜 60g，大蒜 20g，盐适量。

5 制作

将牛肉切块，冷水下锅，锅开后撇去浮沫，放入陈皮、草果、肉豆蔻、丁香、花椒、肉桂、小茴香、葱、姜、蒜，炖至牛肉软烂。

另起一锅，用炖好的牛肉汤煮已泡发的海带丝，炖好后放入牛肉块，适量盐调味即可。

6 功效

补中益气，滋养脾胃，软坚散结。

7 适用人群

适用于贫血等脾气亏虚者，表现为头晕、气短、疲乏、心慌等症。身体虚弱或无病者不定时食用，能健身益寿。

8 禁忌人群

甲状腺疾病及上火者慎食。

附录 A

（资料性附录）

"板栗烧鸡块"有关医籍记载

A.1 板栗："外感未去，痞满、疳积、疟、痢、瘰疬、产后、小儿、病人、不饥、便秘者，并忌之。以极难化，熟最滞气也。"（《随息居饮食谱》）

A.2 板栗："栗子，咸甘入脾，补中益气，充虚益馁，培土实脾，诸物莫逮。但多食则气滞难消，少啖则气达易克耳。"（《玉楸药解》）

A.3 鸡肉："暖胃，强筋骨，续绝伤，活血调经，拓痈疽，止崩带，节小便频数，主娩后虚羸。"（《随息居饮食谱》）

A.4 白豆蔻："止吐逆，反胃，消谷下气，散肺中滞气，宽膈进食……解酒毒。""人忽恶心：多嚼白豆蔻子，最佳。产后呃逆：白豆蔻、丁香各半两。"（《本草纲目》）

A.5 枸杞子："平补而润，润肺清肝，滋肾益气，生精助阳，补虚劳，强筋骨，去风明目，利大小肠，治咽干消渴。"（《本草备要》）

附录 B

（资料性附录）

"当归生姜羊肉汤"有关医籍记载

B.1 当归羊肉汤："治产后虚赢，乏弱无力，喘急汗出，腹中痛。"处方"肥羊肉（二斤），当归、白芍药（各半两），桂心、附子（炮）、川芎、黄芪、人参、龙骨、白术（各三分），熟地黄（一两）。"制法："上为粗末，先以水五大升，煮羊肉，取汁二大盏。每服四钱。汁一中盏，姜三片，枣一枚，煎至七分，去滓温服。"（《妇人大全良方》）

B.2 当归生姜羊肉汤："寒疝腹中痛及胁痛里急者，当归生姜羊肉汤主之。"处方："当归三两，生姜五两，羊肉一斤。"制法："上三味，以水八升，煮取三升，温服七合，日三服。若寒多者，加生姜成一斤；痛多而呕者，加橘皮二两，白术一两。加生姜者，亦加水五升，煮取三升二合，服之。"（《金匮要略·腹满寒疝宿食病脉证治第十》）

B.3 当归生姜羊肉汤："产后腹中疞痛，当归生姜羊肉汤主之；并治腹中寒疝，虚劳不足。"（《金匮要略·妇人产后病脉证治第二十一》）

B.4 当归："妇人漏下绝子，诸恶创疡、金创。煮饮之。一名干归。"（《神农本草经》）

B.5 当归："《药性论》云，补女子诸不足。此说尽当归之用矣。"（《本草衍义》）

B.6 干姜："主胸满咳逆上气，温中止血，出汗，逐风湿痹，肠澼，下利。生者，尤良。久服，去臭气，通神明。"（《神农本草经》）

B.7 生姜："生姜是常食物，其已随干姜在中品，今依次入食，更别显之，而复有小异处，所以弥宜书。生姜，微温，辛，归五脏，去淡（痰）下气，止呕吐，除风邪寒热。久服少志，少智，伤心气，如此则不可多食长御，有病者是所宜也尔。今人啖诸辛辣物，惟此最恒，故《论语》云'不撤姜食'，即可常啖，但勿过多尔。"（《本草经集注》）

B.8 生姜："辛，微温，无毒。藏器曰：生姜温，要热则去皮，要冷则留皮……时珍曰：食姜久，积热患目，珍屡试有准。凡病痔人多食兼酒，立发甚速。痈疮人多食，则生恶肉。此皆昔人所未言者也。"（《本草纲目》）

B.9 羊肉："羊肉温。主风眩瘦病，小儿惊痫，丈夫五劳七伤，脏气虚寒。河西羊最佳，河东羊亦好。纵驱至南方，筋力自劳损，安能补益人？"（《食疗本草》）

B.10 酒："黄酒、烧酒，俱可治病，但最能发湿中之热。若贪饮太过，相火上炎，肺因火而痰嗽，脾因火而困惫，胃因火而呕吐，心因火而昏狂，肝因火而善怒，胆因火而发黄，肾因火而精枯，大肠因火而泻痢；甚则失明，消渴呕血，痰喘肺痿，痨瘵，反胃噎膈，鼓胀癥瘕，痈疽痔瘘，流祸不小，可不慎欤。"（《得配本草》）

附录 C

（资料性附录）

"加味甘麦大枣羹"有关医籍记载

C.1 甘麦大枣汤："妇人脏躁，喜悲伤欲哭，象如神灵所作，数欠伸，甘麦大枣汤主之。""甘草小麦大枣汤方：甘草三两，小麦一斤，大枣十枚。上三味，以水六升，煮取三升，温分三服。亦补脾气。"（《金匮要略·妇人杂病脉证并治第二十二》）

C.2 百合地黄汤："百合病，不经吐、下、发汗，病形如初者，百合地黄汤主之。（《金匮要略·百合狐惑阴阳毒病证治第三》）

C.3 百合："气味甘，平，无毒。权曰：有小毒。主治邪气腹胀心痛，利大小便，补中益气（《本经》）。除浮肿胪胀，痞满寒热，通身疼痛及乳难喉痹，止涕泪（《别录》）。百邪鬼魅，涕泣不止，除心下急满痛，治脚气热咳（甄权）。安心定胆益志，养五脏，治颠邪狂叫惊悸，产后血狂运，杀蛊毒气，胁痈乳痈发背诸疮肿（大明）。"（《本草纲目》）

C.4 甘草："安魂定魄，补五劳七伤，一切虚损，惊悸烦闷健忘，通九窍，利百脉，益精养气，壮筋骨（大明）。"（《本草纲目》）

C.5 小麦："主治除客热，止烦渴咽燥，利小便，养肝气，止漏血、唾血……养心气，心病宜食之（思邈）。"（《本草纲目》）

附录 D

（资料性附录）

"清爽茶"有关医籍记载

D.1 荷叶茶是明代御医戴思恭收录在《证治要诀》上的方子。戴思恭，明太祖皇帝朱洪武的御医。

D.2 荷叶："荷叶服之，令人瘦劣，故单服可以消阳水之气。"（《本草再新》）

D.3 山楂："化饮食，消肉积、癥瘕，痰饮痞满吞酸，滞血痛胀。"（《本草纲目》）

D.4 山楂："然观其能消食积，行瘀血，则其气非冷矣……有积滞则成下痢，产后恶露不尽，蓄于太阴部分则为儿枕痛。山楂能入脾胃消积滞，散瘀血，故治水痢及产妇腹中块痛也。大抵其功长于化饮食，健脾胃，行结气，消瘀血，故小儿、产妇宜多食之。"（《本草经疏》）

D.5 山楂："若以甘药佐之，化瘀血而不伤新血，开郁气而不伤正气，其性尤和平也。"（《医学衷中参西录》）

D.6 山楂："化食积，行结气，健胃宽膈，消血痞气块。"（《日用本草》）

D.7 普洱茶："消食，辟瘴，止痢。"（《本经逢原》）

D.8 普洱茶："解油腻牛羊毒……逐痰下气，刮肠通泄。"又："普洱茶膏，醒酒……消食化痰，清胃生津，功力尤大。"（《纲目拾遗》）

D.9 普洱茶："治肝胆之浮热，泻肺胃之虚火，生津止渴。"（《本草再新》）

D.10 普洱茶："善吐风痰，消肉积，凡暑秽痧气腹痛、干霍乱、痢疾等证初起，饮之辄愈。"（《随息居饮食谱》）

D.11 现代研究荷叶的成分含有生物碱类。如荷叶碱、莲碱、N-去甲基荷叶碱等；黄酮类如槲皮素、金丝桃苷、异槲皮素、紫云英苷等；有机酸如酒石酸、柠檬酸、没食子酸等。尚含挥发油、β-谷甾醇、鞣质、皂类、蛋白质、荷叶多糖等。（《中国药学大辞典》）

D.12 荷叶具有调脂、减肥、抗氧化及抗衰老的作用；生物碱成分具有抗炎、抗病毒、抗炎抗过敏作用；对平滑肌有解痉作用和抗有丝分裂作用，对胰脂肪酶有抑制作用；提取物有抑制 HIV 增殖作用。（《中国药材学药理》）

———————

附录 E

(资料性附录)

"黄芪羊脖粥"有关风俗记载

北京回民在圣会时，往往会食用肉粥。本品选用的羊脖子肉，肉质鲜嫩，炖煮后易消化吸收。此外，本菜品也取自中医经典方剂"当归生姜羊肉汤"之补益思想，只是材料稍加变化。

———————

参考文献

1. 国家中医药管理局.中华人民共和国中医药行业标准 ZY/T001.1 – 9—1994·中医病证诊断疗效标准.南京：南京大学出版社，1994.

2. 国家中医药管理局《中华本草》编委会.中华本草·24 卷.上海：上海科学技术出版社，1999.

3. 何锦书.板栗烧鸡补肾健脾.家庭医药，2007，（3）：70.

4. 清·王孟英.窦国祥校注.随息居饮食谱.南京：江苏科学技术出版社，1983.

5. 忽思慧.饮膳正要.北京：中国中医药出版社，2009.

6. 李时珍.本草纲目.北京：人民卫生出版社，2005.

7. 国家中医药管理局《中华本草》编委会.中华本草精选本.上海：上海科学技术出版社，1998.

8. 杨柳.中国清真饮食文化.北京：中国轻工业出版社，2009.

9. 钟艺，谭海荣，潘竞锵，等.葛根素对 D – 半乳糖诱导大鼠抑制蛋白非酶糖基化及增强胰岛素敏感性的作用.中国药物与临床，2007，7（8）：576.

———————